14

T_e^{93}

NOTE SUR LE TRAITEMENT

DES

KYSTES HYDATIQUES DU FOIE

PAR LA PONCTION

SUIVIE D'INJECTIONS PARASITICIDES

Par le docteur Edmond BLANC, chirurgien de l'Hôtel-Dieu

DE SAINT-ETIENNE

SAINT-ETIENNE

Imprimerie et lithographie J. PICHON, rue de la Croix, 13.

—

1894

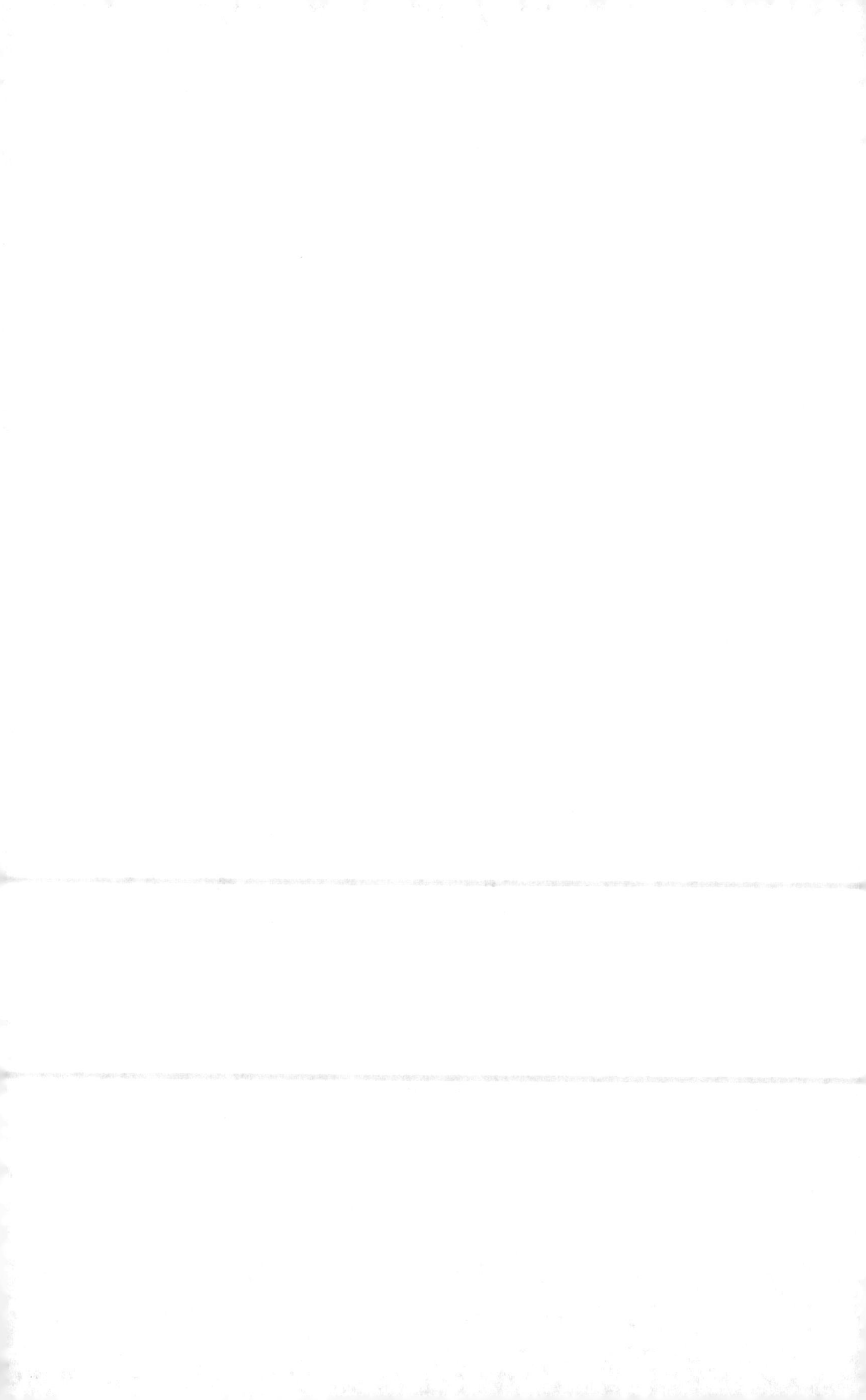

NOTE SUR LE TRAITEMENT

DES KYSTES HYDATIQUES DU FOIE

Par la ponction suivie d'injections parasiticides,

Par le Dr Blanc, chirurgien de l'Hôtel-Dieu.

Il y a quelques années à peine, la thérapeutique des kystes hydatiques du foie paraissait définitivement fixée, et les moyens chirurgicaux, l'ouverture large de la poche, avaient conquis tous les suffrages.

Mais voici que nous assistons, suivant l'expression de Reclus : « à un retour offensif de la médecine : la ponction suivie d'injections parasiticides dans la poche, reparaît appuyée sur de tels succès qu'on ne saurait plus la regarder comme une quantité négligeable.»

Elle ne peut, il est vrai, s'étayer d'aussi nombreuses statistiques que les méthodes par incision large, puisqu'elle n'est guère pratiquée chez nous que depuis quatre à cinq ans.

Mesnard de Bordeaux, le premier en 1885, traita et guérit un kyste suppuré du foie par une injection de sublimé; puis Debove en 1886 communiqua deux nouvelles observations.

Une méthode aussi simple devait encourager les imitateurs, et depuis le plaidoyer enthousiaste de Juhel-Renoy, les cas se sont succédés avec rapidité.

Nombreux sont les procédés issus de cette méthode ; chacun proposant une substance spéciale ou modifiant le manuel opératoire de l'injection.

Le liquide par excellence est le sublimé, malgré sa toxicité et ses inconvénients qu'on peut du reste supprimer complètement en recourant au procédé de Bacelli modifié par Hanot. Voici en quoi il consiste:

Ponction aspiratrice ; évacuation de tout le liquide, puis injection dans la poche de 20 grammes seulement de liqueur Van Swieten pure ou dédoublée. Cette quantité suffisante pour tuer les hydatides (qui meurent de peur au moindre contact du sublimé) est incapable de provoquer des accidents sérieux d'intoxication ; aussi la laisse-t-on dans le kyste : la solution s'infiltre de poche en poche et va tuer les vésicules filles.

Tel est le procédé de choix, grâce auquel il nous semble qu'on doive se mettre à l'abri de tout accident, tout en obtenant le maximum d'effet utile.

Une telle simplicité a de quoi séduire! mais doit-on, comme le fait Juhel-Renoy, l'appliquer à tous les cas et rejeter bien loin le traitement chirurgical? Nous ne le pensons pas; la saine clinique repousse ces formules étroites et rigoureuses.

Ce qu'il faut, c'est comparer les deux méthodes en présence: Incision large et injections parasiticides. L'une doit-elle détrôner l'autre? non : chacune a ses indications ; là où la deuxième échoue, la première reprend ses droits.

La mortalité est à peu près la même pour toutes deux ; d'une part avec les précautions antiseptiques actuelles, l'incision large en un ou deux temps, a une mortalité presque nulle ; de l'autre, si l'on s'en tient au procédé de Hanot, que nous venons de rappeler, on ne voit guère quel danger on peut faire courir à son malade. La mortalité de l'injection paraît être réduite à zéro.

Sur ce point l'avantage semble rester à cette dernière méthode.

Un autre argument en faveur de celle-ci, est d'obtenir, comme le signale Reclus, une guérison plus rapide; 10 à 15 jours après l'injection, le malade est rendu à ses occupations.

Après l'incision large, la rétraction de la poche exige des semaines et même des mois !

En revanche, la solidité de la guérison semble plus assurée après l'incision large; les récidives seraient plus fréquentes après les injections; mais on n'est pas encore bien fixé sur ce point et aucune statistique ne peut nous renseigner.

Ajoutons qu'on se hâte trop, à notre avis, de publier ses observations; les résultats qu'on proclame sont le plus souvent immédiats; ils n'ont pas reçu la sanction du temps.

Une source d'indications opératoires précises résiderait dans le diagnostic de la variété anatomique du kyste; il est bien évident que les kystes suppurés, les kystes récidivés, les vieux kystes à parois calcifiées, seront justiciables de l'incision large; mais il est malheureusement plus difficile d'indiquer que de diagnostiquer ces variétés, rares du reste, et ne formant qu'une minorité.

A l'actif de la méthode des injections parasiticides, nous rapportons ici une observation du kyste hydatique traité et guéri par une injection de sublimé: opéré en octobre 1889, notre malade, revu ces jours derniers, c'est-à-dire au bout de quatre ans, ne nous a présenté aucune trace de son kyste. Depuis l'opération, il n'a pas cessé d'exercer la profession pénible de verrier. Nous pouvons, à bon droit, nous semble-t-il, qualifier sa guérison de complète et définitive.

Kyste Hydatique du foie. — Ponction. Injection de liqueur de Van Swieten. Guérison persistante au bout de quatre ans.

M.... Alfred, verrier, âgé de 35 ans, salle Saint-Charles, n° 19, entré le 9 octobre 1889.

Le malade n'accuse aucun antécédent pathologique héréditaire ni personnel; il est marié, père de trois enfants, dont l'aîné a six ans, et le plus jeune un an, et qui se portent très bien

Il a toujours exercé la profession de souffleur de verre, soit dans la Seine-Inférieure, son pays d'origine, soit à Saint-Etienne qu'il habite depuis dix ans; ni dans son pays, ni dans sa famille, ou parmi ses connaissances, il n'a vu de kyste hydatique.

Il y a trois à quatre mois, sans avoir jamais ressenti aucune douleur, il a remarqué une grosseur anormale au niveau du foie: grosseur, qui à ce moment ne le gênait nullement, n'était douloureuse ni au toucher, ni spontanément et dont il ne s'inquiéta guère.

Mais depuis un mois environ, cette tumeur ayant légèrement augmenté, il se trouva gêné pour son travail: s'il travaillait debout, il ressentait une douleur sourde à son niveau, mais s'il se reposait, s'il se couchait, toute douleur disparaissait.

Pas de troubles gastriques d'aucune sorte; l'appétit est resté le même; jamais de diarrhée, ni de vomissements; le malade buvait beaucoup à cause de sa profession, mais il buvait surtout de l'eau; d'ailleurs pas d'habitudes alcooliques; le sommeil est toujours resté bon, pas de céphalalgies nocturnes; jamais d'œdème des membres inférieurs, ni de troubles vaso-moteurs.

Rien d'anormal au cœur, ni aux poumons. Les urines claires, limpides, contiennent un peu d'albumine; le malade présente une teinte légèrement pâle des téguments, teinte tenant probablement à sa profession.

A son entrée, on constate au niveau du foie, au-dessous des fausses côtes, une tuméfaction du volume du poing environ, ne provoquant de douleur que si le malade se fatigue, ou si on appuie assez fortement en la palpant, mais sans douleur aucune au repos. A la percussion, *la matité hépatique* commence au niveau de la 5e côte, sur la ligne mamelonnaire; elle dépasse la ligne médiane et vient contourner l'ombilic en se terminant tout près de celui-ci à un centimètre environ; la limite inférieure est une ligne droite partie de l'ombilic; on sent le bord du foie mousse.

Le 11 octobre, ponction exploratrice avec l'aiguille Dieulafoy, n° 1; on retire un liquide clair, limpide, analogue à de l'eau de roche.

Le 15 octobre, ponction avec aiguille de Dieulafoy, n° 2; on cherche à vider le kyste, le liquide reste limpide et incolore jusqu'à ce qu'on en ait retiré 1660 centimètres cubes; à partir de ce moment, le liquide prend une teinte verdâtre qui va en s'accentuant de plus en plus jusqu'à la fin de la ponction; on retire en tout: 1750 centimètres cubes.

On injecte alors une solution tiède de sublimé à 1/1000; on en injecte 145 centimètres cubes, on les laisse environ dix minutes dans la cavité, puis on n'en peut retirer que 140 centimètres cubés; l'aiguille est retirée, le trou de la ponction oblitéré au collodion, on met un bandage de corps et le malade porté dans son lit, est condamné au repos absolu.

Le soir, température rectale, 38,8; le malade ne souffre nullement; il est calme et se trouve très bien.

Le 16 octobre, température, matin, 38; soir, 39,3.

Le 17 octobre, température, matin, 38,2; soir, 39,1.

Le 18 octobre, température, matin, 38,3; soir, 38,5. Le malade se trouve toujours très bien; à la percussion du foie, la matité ne commence plus que sous la sixième côte; elle s'est un peu éloignée de l'ombilic en le contournant, et la ligne inférieure de la matité est maintenant à un bon travers de doigt au-dessus du niveau de l'ombilic.

Le 19 octobre, température, 37,9; soir, 38,1. Le malade, pour la première fois, depuis la ponction, s'asseoit sur son lit.

Le 20 octobre, température, matin, 37,8; soir, 38.

Le 21 octobre, température, matin, 37,6; soir, 37,8.

Le 22 octobre, température, matin, 37,5. Le malade se lève pour la première fois.

Le 24 octobre, le malade demande à rentrer chez lui; la matité hépatique commence aujourd'hui dans le 6ᵉ espace seulement; elle ne dépasse plus la ligne médiane et se tient à 5 à 6 centimètres de l'ombilic; la limite inférieure de la matité est à trois bons travers de doigt au-dessus du niveau de l'ombilic.

On sent le bord inférieur du foie mousse. La sensibilité de la région au palper est redevenue presque normale; il faut insister pour provoquer de la douleur.

L'état général est excellent; le malade se trouve très bien.

Le malade a repris, quinze jours après sa sortie de l'hôpital, son travail pénible et ne l'a plus quitté. Il n'éprouve aucun malaise, aucune douleur dans la région hépatique; la matité du foie est absolument normale; on peut donc considérer la guérison comme complète et définitive.

St-Etienne, imprimerie et lithographie J. PICHON père, rue de la Croix, 13.

www.ingramcontent.com/pod-product-compliance
Lightning Source LLC
LaVergne TN
LVHW050240060726
842525LV00007B/2756